TRANSPLANTE DE FÍGADO, E AGORA?

TRANSPLANTE DE FÍGADO, E AGORA?

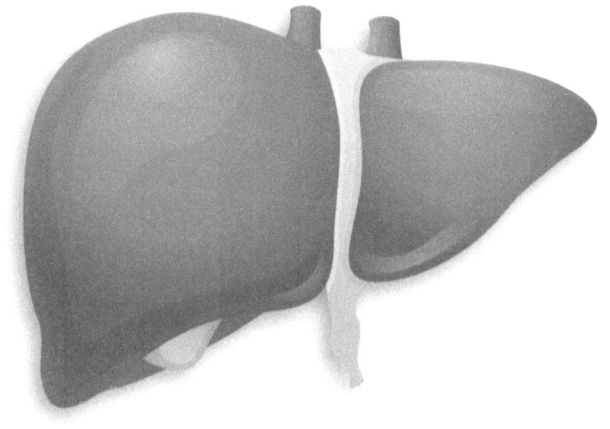

Segunda edição

Fabio Silveira

Direitos autorais do texto original © 2020 Centro Digestivo e Transplante de Órgãos.
Todos os direitos reservados.

Revisão ortográfica: Poliana Ramos da Silva Costa
Projeto gráfico e diagramação: João Moro de Oliveira
Gravura da capa: Freepik

Dados Internacionais de Catalogação na Publicação (CIP)
(Câmara Brasileira do Livro, SP, Brasil)

Silveira, Fábio

Transplante de fígado, e agora? / Fábio Silveira. -- 2. ed. -- Campo Largo, PR : Ed. do Autor, 2020.

128 p.

ISBN 978-1-71664-658-4

1. Fígado - Doenças 2. Fígado - Doenças - Diagnóstico 3. Fígado - Transplante 4. Médico e paciente 5. Transplante hepático - Cirurgia I. Título.

20-42863   CDD-617.430592

Índices para catálogo sistemático:
1. Fígado : Transplante : Cirurgia : Medicina 617.430592
Maria Alice Ferreira - Bibliotecária - CRB-8/7964

Declaração

A medicina é uma ciência em constante atualização. As informações contidas neste livro estão atualizadas conforme o melhor conhecimento do autor. Contudo, essas informações não podem e não substituem a relação médico-paciente necessária para o sucesso da atividade transplantadora. Contato para sugestões em futuras edições podem ser realizado através do endereço eletrônico: drfabiosilveira@cdto.med.br

O Centro Digestivo e Transplante de Órgãos – CDTO – é um grupo de médicos que possui como missão a atuação focada na área de doenças do aparelho digestivo e transplante de órgãos, cujo valor é propiciar um atendimento capaz de aliar a primazia do conhecimento científico com o acolher das mãos humanas. A experiência clínico-cirúrgica aliada ao saber científico, sedimentado através do estudo, participações em congressos, publicações de artigos científicos e de protocolos de condutas médicas são as bases de nossa visão como empresa, que é mantermos e ampliarmos o reconhecimento social da qualidade dos serviços prestados. Para conhecer mais, acesse: www.cdto.med.br.

Aos amores de minha vida: minha esposa Cassia e meus filhos Pedro, Lara e Bento.

Prefácio da segunda edição

A divulgação da medicina e saúde de maneira eficaz e correta é um desafio. Abandonar termos técnicos e jargões para a linguagem leiga requer um passeio gratificante nas particularidades de nossa língua pátria. Após seis anos da primeira edição, é hora de uma atualização. A primeira edição do livro foi utilizada como ponto de apoio para centenas de pacientes e familiares, que foram submetidos a um transplante de fígado. Felizmente a maioria bem sucedido, penosamente alguns outros ficaram pelo caminho, seja antes ou após o transplante.

Atualmente a informação tem sido fragmentada, reduzida em extensão pelos meios de divulgação, forçando cada vez mais a capacidade de síntese. Apesar de procurar adaptar o conteúdo deste livro aos meios digitais, entendo que um substrato mais aprofundado do conhecimento deve ser oferecido a quem assim desejar, por isso a segunda edição desse livro virou realidade.

Como diria o saudoso mestre Dr João Manuel Cardoso Martins, emérito professor de

Clínica Médica da Pontifícia Universidade Católica do Paraná – "sabemos que informação não muda comportamento. Para que a informação mude comportamento tem que ser processada, assimilada, e ainda virar convicção. É um longo caminho que passa não apenas pelo raciocínio lógico e analítico, mas principalmente pelas impressões, território carregado de emoções".

Bem, nada mais carregado de emoção que o enfrentar de uma doença crônica terminal, que culmina na necessidade de um transplante para o paciente e seus familiares. O presente procura informar, cumprir nossa função social como médicos, para quem sabe poder ensinar nossos pacientes e possibilitar um melhor usufruto de sua nova etapa de vida.

Boa leitura.

Prefácio da primeira edição: Ao paciente, o coautor deste livro

O transplante, substituição de um órgão doente por um sadio, é um tratamento complexo e efetivo para as doenças terminais do fígado. Para muitos pacientes e suas famílias, a perspectiva de ser submetido a um transplante gera muita ansiedade e apreensão, e para tentar aliviar esses sentimentos elaboramos este manual.

Este livro é uma compilação de orientações passadas a pacientes e familiares durante os anos do nosso trabalho com transplante. Procuramos descrever de forma concisa e clara todas as etapas envolvidas nessa complexa e maravilhosa atividade. Informações a respeito da doença, da preparação para o transplante, sobre a cirurgia em si e a recuperação foram compiladas a partir de inúmeras consultas, conversas, telefonemas e e-mails com pacientes e familiares.

Para proteger seu novo fígado, é essencial que o paciente e seus familiares, consigam entender as informações contidas neste guia. Dúvidas que não forem redimidas com a sua leitura compreensiva devem ser esclarecidas com a sua equipe de transplante. A compreensão e a aderência aos conselhos deste guia são dois fatores essenciais para um transplante bem sucedido.

O sucesso do tratamento é resultado da interação de dezenas de pessoas dedicadas a esse propósito, trabalho em equipe é fundamental.

Boa leitura.

Sumário

PRÉ-TRANSPLANTE

O fígado e suas funções 17
O fígado e a circulação sanguínea 21
O processo de adoecimento
do fígado 25
Quando um transplante se torna
necessário 27
Avaliação pré-transplante 31
A equipe responsável pelo seu
tratamento 35
Como funciona a lista de espera
para o transplante de fígado 39
O doador 43
Medicações do pré-transplante 47
O aguardo na lista de espera 51
Como se cuidar durante a espera 55
Acompanhamento ambulatorial
na espera 59

TRANSPLANTE

O fim da espera 65
Preparação para a cirurgia 69
A cirurgia 71
O pós-operatório 75

PÓS-TRANSPLANTE

Complicações do procedimento 83
Importância das medicações 87
Conheça as medicações 91
Cuidados com a higiene 101
Cuidados com a alimentação 105
Atividades físicas 111
Atividade sexual e gravidez 115
Vacinação 119
Quando entrar em contato com
a equipe de transplante 121

PRÉ-TRANSPLANTE

O fígado e suas funções

O fígado é a maior glândula de nosso organismo (aproximadamente 1500 gramas) e está localizado na região superior direita de nosso abdome. É considerado uma glândula por possuir a capacidade de produzir substâncias que ajudam a manter o funcionamento equilibrado — homeostase – de nosso organismo. Tem uma aparência brilhante, vermelho escuro devido a sua grande irrigação sanguínea. Aproximadamente 25% do débito cardíaco (quantidade de sangue que o coração bombeia por minuto) circula pelo fígado.

Ele é responsável por várias e importantes funções:

- Armazenamento, captação e eliminação de diversos nutrientes, drogas e toxinas;
- Produção de proteínas importantes para a coagulação do sangue;
- Produção de albumina, importante proteína utilizada em reações químicas orgânicas e da constituição muscular;
- Metabolismo de várias substâncias produzidas pelo nosso organismo.

O fígado é capaz de produzir, regular e armazenar uma variedade de substâncias utilizadas pelo sistema digestivo. A principal secreção produzida pelo fígado é a bile. Durante a alimentação, a bile é secretada pelas células hepáticas (hepatócitos), sendo transportada pelos ductos (canais) hepáticos até o duodeno e serve para fazer a "quebra" das moléculas de gordura. Entre as refeições a bile é armazenada na vesícula biliar.

O fígado também sintetiza (produz), dissolve e armazena aminoácidos, proteínas e gorduras, possuindo importante função na regulação do açúcar sanguíneo. Ele também serve de reservatório para vitaminas muito importantes, como a vitamina B12 e a vitamina A.

Possui a capacidade de eliminar substâncias tóxicas resultantes do metabolismo de nossas células, assim como de substâncias ingeridas, como o álcool, por exemplo.

Além de suas importantes funções em nosso aparelho digestivo, o fígado também apresenta uma importante função na circulação sanguínea. Conhecido como a antecâmara do coração, ele recebe e processa todo o sangue proveniente do sistema digestivo pela veia porta, despejando esse sangue na câmara direita do coração. O conhecimento dessa função é importante, pois caso essa passagem de sangue esteja dificultada (como na cirrose), ocorrerá aumento da pressão nesse sistema, resultando em varizes e possibilidade de sangramento.

PONTOS-CHAVE

- Fígado é a maior glândula do nosso organismo, com um caráter vinhoso e de consistência não endurecida.
- Apresenta uma série de funções relacionadas com a produção e eliminação de diversas substâncias importantes no nosso organismo.

O fígado e a circulação sanguínea

O fígado possui uma característica ímpar quando comparado a todos os outros órgãos de nosso corpo, pois recebe a maior parte de seu suprimento sanguíneo oriundo do sistema venoso, principalmente no período pós-prandial (após a alimentação).

Esse sistema venoso do fígado é chamado sistema venoso portal. Mesmo quando estamos em repouso, o fígado recebe aproximadamente 75% de seu suprimento sanguíneo através da veia porta e os 25% restantes através da artéria hepática. Além disso, em virtude de mecanismos regulatórios, no período pós-prandial, o fluxo de sangue ao fígado pela veia porta pode aumentar proporcionalmente para até quase 90%.

A veia porta é formada pela confluência (união) da veia mesentérica superior com a veia esplênica, tendo ainda como tributárias (afluentes) a veia mesentérica inferior e a veia gástrica esquerda (figura). Isso significa que esse sistema drena o sangue do estômago, pâncreas, intestino delgado e intestino grosso.

O notável é o fato que apesar dos órgãos esplâncnicos (estômago, pâncreas, intestino delgado e intestino grosso) representarem aproximadamente somente 5% do peso corporal, eles recebem até 25% do débito cardíaco (volume total do sangue circulante em um minuto), isso significa que o fígado recebe uma quantidade desproporcional de oxigênio e nutrientes quando comparado com o seu peso.

Microscopicamente, o sangue circula pelo fígado por uma série de sinusóides que são cavidades de baixa resistência, que recebem o sangue oriundo dos pequenos ramos da veia porta e da artéria hepática. Quando estamos em repouso, muitos desses sinusóides estão colapsados, entretanto quando o fluxo sanguíneo ao fígado aumenta (após a refeições por exemplo) esses sinusóides são recrutados, permitindo que o aumento do fluxo de sangue ao fígado não resulte em aumento significativo da pressão venosa local.

Imagine os sinusóides como pequenos canos em que suas paredes parecem o material de uma bexiga. Ao receberem um aumento do fluxo de sangue, são capazes de se expandir, evitando o aumento de pressão.

A arquitetura de circulação do sangue no fígado também é reveladora de suas funções, sendo baseada no que chamamos de tríade portal. Essa tríade é composta de ramos da artéria hepática, veia porta e ducto biliar. O sangue flui através do ramo da veia porta, atinge os sinusóides, que ligam os cordões de células cubóides (hepatócitos) até uma veia central, que por conseguinte drenará o sangue para a veia hepática. Os ramos da artéria hepática correm em conjunto com os ductos biliares, possuindo uma importante função de fornecimento de energia e suprimentos para eles.

PONTOS-CHAVE

- O fígado recebe grande quantidade do volume sanguíneo circulante, o que reflete a importância das funções por ele exercidas.
- O sangue em condições normais deve fluir sem resistência pelos sinusóides, pequenos vasos sanguíneos de caráter elástico.
- A formação da bile é resultado do trabalho das células do fígado (hepatócitos)

O processo de adoecimento do fígado

Uma boa quantidade de doenças pode causar dano direto ao fígado, sendo as mais comuns relacionadas à ingestão de bebidas alcoólicas, ao vírus da hepatite C e à deposição de gordura no fígado (esteatose hepática).

Quando o fígado é atingido por algum fator agressor, um processo de inflamação é desencadeado, com o intuito de regenerar o órgão. Caso esse fator agressor se sustente por tempo prolongado, esse processo regenerativo acaba desencadeando um processo de fibrogênese (formação de cicatrizes) e carcinogênese (formação de câncer). O processo de fibrogênese resulta em cirrose, com potencial necessidade de transplante de fígado.

Esse processo de fibrose vai alterando a arquitetura normal das células do fígado, os capilares sinusóides vão progressivamente perdendo sua elasticidade e com isso sua capacidade de se adaptarem ao aumento do fluxo sanguíneo que acontece no órgão após as refeições. Isso acaba resultando em um aumento da pressão nos vasos sanguíneos do sistema porta e o organismo reage a isso tentando achar caminhos para desviar o fluxo de sangue do fígado.

Esse desvio de sangue é o que chamamos de circulação colateral, observada nos exames de imagem, principalmente as varizes de esôfago no exame de endoscopia digestiva alta.

Além da perda de elasticidade dos sinusóides, a fibrose acaba ocupando o espaço dos hepatócitos, diminuindo a quantidade destes.

O conjunto de desvio de sangue do fígado e da diminuição da quantidade de hepatócitos acaba desencadeando as consequências da doença para nosso organismo.

PONTOS-CHAVE

- A fibrose resulta em perda da elasticidade dos sinusóides, resultando em aumento da pressão do sistema venoso.

- Esse aumento da pressão do sistema venoso resulta na formação de desvios de sangue, potencialmente perigosos pelo risco de sangramento.

- O conjunto do desvio de sangue e diminuição do número de hepatócitos é o responsável pela maioria das consequências clínicas da doença.

Quando um transplante se torna necessário

Uma vez instalada a cirrose hepática, observamos comprometimento do processamento de vitaminas e nutrientes absorvidos pelo intestino, alteração na eliminação de subprodutos tóxicos de nosso metabolismo e uma redução na produção de proteínas necessárias ao processo de coagulação de nosso organismo.

O diagnóstico de cirrose hepática não significa que o fígado deixou de funcionar completamente, como preto ou branco. O funcionamento do fígado envolve vários tons de cinza e essas diferentes tonalidades são avaliadas pelo médico pelo conjunto do exame clínico e laboratorial do paciente.

Se o dano ao fígado for grave, o transplante pode ser necessário. O transplante oferece ao paciente a possibilidade de possuir um órgão capaz de propiciar às necessidades do metabolismo de uma pessoa saudável. O transplante é indicado quando o médico avalia que existe um risco significativo de morte nos próximos 2-3 anos.

Escores de gravidade como o MELD e a Classificação de CHILD são utilizados como ferramentas de suporte ao médico para auxiliar na determinação da necessidade de transplante, geralmente um MELD maior do que 15 ou um CHILD B são considerados como potenciais candidatos a transplante.

O transplante de fígado está indicado quando o fígado está tão doente que não pode mais realizar suas funções vitais e quando a doença hepática não pode ser corrigida de outra maneira.

Os sinais que mais comumente indicam a falência do fígado e a eventual necessidade de transplante são:

- Ascite: acúmulo de líquido na cavidade abdominal (barriga d´água);
- Sangramento digestivo: proveniente da ruptura de varizes internas (veias dilatadas) localizadas no esôfago ou estômago;
- Icterícia: coloração amarelada dos olhos;
- Encefalopatia: alteração do estado mental devido ao acúmulo de substâncias nocivas na corrente sanguínea;
- Câncer: tumores de fígado em estágios iniciais podem ser candidatos a tratamento com o transplante.

PONTOS-CHAVE:

- A cirrose é uma condição irreversível;
- Nem todo paciente com cirrose precisa de transplante;
- Caso se avalie que a função do fígado não é suficiente para manter um funcionamento

adequado do organismo e a função não for recuperável, um transplante poderá ser necessário.

Avaliação pré-transplante

Os exames realizados no período pré-transplante auxiliam na determinação clara da real condição de saúde do paciente, que ajudarão a equipe médica a reconhecer potenciais problemas antes que eles ocorram. Essa avaliação auxiliará na confirmação de que o transplante realmente é a melhor opção de tratamento para o paciente, fazendo com que a taxa de sucesso do tratamento seja maior.

Todo o processo de avaliação é desgastante e confuso, sendo recomendado que você sempre esteja acompanhado de um familiar, para auxiliá-lo na retenção e compreensão das informações fornecidas. De maneira geral, os seguintes exames serão realizados durante essa avaliação.

- **Exames de sangue**: hemograma, função renal, perfil hepático, perfil lipídico, testes sorológicos, função imune, determinação do tipo sanguíneo. *Esses exames auxiliam na identificação de outras doenças que possam atrapalhar a realização do transplante.*

- **Exames de imagem**:
  * **Tomografia de tórax**: auxilia na determinação da saúde dos pulmões e coração.
  * **Eletrocardiograma (ECG)**: demonstra o ritmo elétrico de seu coração.
  * **Ecocardiograma**: ultrassonografia do coração, serve para ver a função de "bombeamento" do coração.
  * **Cateterismo cardíaco**: auxilia na visualização de placas ateromatosas (de gordura) nas artérias do coração e aferição das pressões nos vasos sanguíneos que saem do coração.
  * **Ultrassonografia com doppler do fígado**: serve para avaliar o funcionamento dos vasos sanguíneos do fígado.
  * **Endoscopia digestiva alta**: para visualizar o esôfago e estômago.
  * **Colonoscopia**: para visualizar o intestino grosso.
  * **Tomografia de abdome**: imagem computadorizada para avaliar o tamanho e forma do fígado.
  * **Ressonância nuclear magnética**: permite a avaliação do fígado, seus vasos sanguíneos e os sistemas de canais biliares.
  * **Ultrassonografia de abdome total**: avaliar os outros órgãos intra-abdominais.
  * **Testes de função pulmonar**: testes para avaliar a capacidade respiratória
  * **Avaliações com outros profissionais da saúde**: cardiologia, odontologia, psico-

logia, nutrição, enfermagem. Esses profissionais atuam em todo o processo do pré-transplante, auxiliando na preparação do paciente para que a transição do pré para o pós-transplante ocorra da maneira mais tranquila possível, de maneira consciente e segura.

PONTOS-CHAVE

- O processo de avaliação pré-transplante pode ser confuso e cansativo.
- Ele serve para confirmar se o transplante é a melhor forma de tratamento para o paciente.
- Sua realização aumenta a segurança do procedimento.

A equipe responsável pelo seu tratamento

Por ser um tratamento complexo, o transplante envolve diversas especialidades, que procuram unir seus esforços para a obtenção do melhor resultado possível. Cada membro da equipe transplantadora está à disposição do paciente para o esclarecimento de suas dúvidas e necessidades. Uma das funções da equipe é manter o ânimo do paciente elevado durante todos os momentos do transplante.

Médico cirurgião: cirurgião do aparelho digestivo, com treinamento na área de transplante de fígado. É ele que realiza o procedimento cirúrgico do transplante e auxilia na monitorização dos medicamentos do paciente no pré, intra e pós-transplante. Ele irá atestar a boa qualidade do órgão durante a captação, confirmando ou recusando a doação. Também auxilia na monitorização do funcionamento do órgão após o transplante.

Médico clínico: é o profissional que monitora todos os aspectos não-cirúrgicos do cuidado do paciente. Ele realiza e solicita a maioria dos exames pré e pós-transplante, analisa os resultados e ajusta a dosagem dos medicamentos quando necessário. O paciente não deve ficar envergonhado em perguntar e esclarecer dúvidas, por mais insignificantes que pareçam ser.

Enfermeiro: é o profissional que coordena as atividades de todas as áreas da saúde não médicas nos cuidados ao paciente transplantado. Supervisiona as atividades dos técnicos de enfermagem da unidade transplantadora. Ele que mantém a linha de comunicação aberta entre o paciente e seus familiares com os outros membros da equipe de transplante.

Técnico de enfermagem: é o profissional que atende as necessidades do paciente transplantado durante sua estadia no hospital.

Fisioterapeuta: é o profissional que realiza atividades motoras e respiratórias, fazendo com que o paciente se sinta mais disposto, movimente-se mais e tenha menos complicações respiratórias. Irá definir os limites dos exercícios físicos após a cirurgia e aconselhará quando será seguro aumentar a sua intensidade.

Nutricionista: seguindo as orientações do médico, o nutricionista irá preparar uma dieta especial que ajudará o paciente a manter sua saúde e evitar o excessivo ganho de peso após a cirurgia. O paciente deve seguir o plano de dieta preparado especialmente para ele. Uma nutrição adequada acelera a recuperação e a manutenção da saúde.

Psicologia: o paciente e seus familiares podem desejar conversar sobre seus sentimentos, medos e expectativas com um profissional antes e após a cirurgia. Uma discussão franca pode auxiliar a experiência do transplante e as mudanças que ocorrerão em suas vidas. A psicologia pode oferecer esse tipo de suporte durante toda essa caminhada.

Assistente social: esse profissional conecta o paciente às pessoas e aos serviços da comunidade que podem auxiliar na recuperação após a alta hospitalar. Auxilia o paciente a obter transporte, ajuda domiciliar, informações para busca de medicamentos, consultas de retorno, direitos de seguro saúde, assim como em problemas psicossociais e familiares.

Suporte administrativo: são os responsáveis pelo contato com os pacientes, preenchimento de guias e formulários, agendamento de consultas, enfim, atividades fundamentais em todo o processo.

Como funciona a lista de espera para o transplante de fígado

A lista de espera para o transplante sempre gera dúvidas e ansiedade no paciente e familiares, pois a impressão geral é de um sistema pouco transparente e muitas vezes muito moroso, felizmente isso não é verdade.

A lista de espera para o transplante de fígado é controlada pela Central Estadual de Transplantes, vinculada à secretaria de Saúde do Estado e subordinada ao Sistema Nacional de Transplantes, órgão do Ministério da Saúde.

O Sistema Nacional de Transplantes é a entidade reguladora de toda a atividade transplantadora no país e teve suas atribuições e responsabilidades designados pela portaria 2600, de 21 de outubro de 2009.

A Central Estadual de Transplantes é que fiscaliza as atividades das instituições que realizam o transplante, que faz a busca ativa dos órgãos de potenciais doadores e que organiza a lista dos pacientes que receberão os órgãos doados.

Dessa maneira, não é o médico ou a equipe de transplante que controla a distribuição dos órgãos e sim um órgão estatal. Aqueles pacientes que necessitam de um transplante são inseridos em um sistema informatizado do Sistema Nacional de Transplantes pela equipe responsável pelo tratamento.

Primariamente, a lista de espera é organizada pela compatibilidade sanguínea, de acordo com o tipo de sangue do receptor e do doador, ou seja, uma lista de espera para o tipo de sangue A, B, AB, O.

No transplante de fígado, além da compatibilidade sanguínea, é seguido um critério de gravidade da doença, ou seja, o paciente mais grave transplanta primeiro. Esse critério é baseado em uma fórmula matemática chamada MELD. O nome MELD é baseado no modelo de doença hepática terminal, em inglês chamado **M**odel for **E**nd **S**tage **L**iver **D**isease.

O **MELD** é calculado pelas dosagens no sangue dos seguintes elementos bioquímicos: bilirrubina, creatinina, RNI (tempo de atividade de protrombina - TAP) e sódio. Quanto mais alto for o valor do MELD, de maior gravidade o paciente é considerado.

Esse método de alocação (distribuição) de órgãos é a metodologia atualmente mais usada em todo o mundo.

Dessa maneira, a compatibilidade sanguínea e o MELD (gravidade) são os principais fatores que determinam a posição na lista de espera. Outros fatores também podem influenciar a distribuição do órgão, como compatibilidade anatômica e doenças infecciosas do doador.

Cada estado da federação possui sua própria lista de espera e o local da realização do transplante é de livre escolha do paciente, não obstante o paciente pode estar listado em um estado somente.

A escolha do estado onde o transplante será realizado geralmente é influenciada pelo local de residência do paciente, ao acesso ao tratamento (nem todos os estados têm o serviço de transplante) e principalmente ao tempo de espera em lista.

Os estados possuem diferentes tempos médios de espera em lista, de acordo com cada tipo sanguíneo.

O valor do MELD deve ser renovado periodicamente, conforme a gravidade da doença. A não atualização deste índice inativa o paciente na lista de espera pelo órgão.

Uma vez listado o paciente poderá acompanhar sua posição na lista através do sítio do Sistema Nacional de Transplantes, refletindo a transparência do sistema.

PONTOS-CHAVE

- A lista de espera para transplante é estadual, controlada pela Central Estadual de Transplantes.
- A lista de espera é gerada de acordo com o tipo sanguíneo e a gravidade do paciente.
- A gravidade do paciente é determinada pelo MELD.
- O sistema é transparente e bem regulado.

O doador

O transplante diferentemente de outras áreas cirúrgicas depende de uma terceira pessoa para poder ser realizado. Sempre quando pensamos em um doador, devemos considerar que a pessoa doente que receberá o órgão (receptor) deve receber um órgão que seja capaz de ter um funcionamento adequado no período pós-transplante, com o menor número de intercorrências possíveis.

No transplante de fígado, os órgãos utilizados são em sua maioria provenientes de doador cadáver, sendo o doador vivo mais utilizado em transplantes de crianças.

O doador cadáver é o paciente que está em morte encefálica. **Morte encefálica** é o termo técnico para quando as funções do cérebro não são mais realizadas, é uma situação irreversível, obstante o fato que o coração do paciente continue batendo, ele está morto.

Esse tipo de doação segue uma rotina e um protocolo nacional, que é seguido rigidamente pela Central de Transplantes e as equipes de captação. Os principais passos são os seguintes:

1) Constatar a morte encefálica e obter autorização da família;
2) Afastar qualquer doença que inviabilize o transplante;
3) Reconhecer a viabilidade do órgão a ser doado;
4) Realizar as provas de compatibilidade;
5) Procurar o receptor mais adequado;
6) Enviar o órgão ao local de cirurgia do receptor.

O processo de avaliação e utilização de um órgão de doador cadáver é complexo e envolve múltiplos fatores. Esse processo tem como objetivo identificar um órgão que seja compatível com as necessidades do paciente que está em lista de espera, maximizando as chances de sucesso.

Infelizmente a demanda por órgãos para transplante é muito maior do que os órgãos disponíveis. Essa disparidade resulta em mortalidade na lista de espera; quando um paciente que precisa de um transplante morre antes de chegar sua vez de receber o órgão.

A medicina, preocupada com essa disparidade, procura diminuir esse sofrimento expandindo as fronteiras da utilização de órgãos. Didaticamente falando, os órgãos são divididos em duas grandes categorias:

- **Doadores ideais:** são os doadores jovens, sem doenças, com pouco tempo de internamento em unidade de terapia intensiva.
- **Doadores com critérios expandidos:** doadores de mais idade, ou com outras doenças concomitantes, ou a utilização parcial

do fígado, ou com sorologias de doenças infecciosas positivas.

A utilização ou não desses doadores varia conforme a experiência de cada equipe transplantadora. O risco teórico da utilização dos órgãos de critérios expandidos é um aumento das complicações no pós-transplante. O equilíbrio entre o risco e benefício da utilização desses órgãos é dependente da experiência da equipe transplantadora e as atuais condições clínicas do receptor no momento do transplante.

O benefício da utilização dos órgãos de doadores com critérios expandidos é a diminuição do tempo em lista de espera.

A utilização de doadores ideais e de critérios expandidos depende da **expressa autorização do paciente**.

A doação intervivos envolve um membro da família da pessoa doente que deseja, e possa, doar um pedaço de seu fígado. A doação não é isenta de riscos, porém pode ser uma opção.

Um pedaço do fígado do doador é retirado cirurgicamente e transplantado para o paciente que está necessitando do transplante, chamado receptor.

Nosso fígado possui dois lobos, um lobo direito (maior) e um lobo esquerdo (menor), que correspondem a aproximadamente 60% e 40% do volume do órgão, respectivamente.

Para que um transplante de fígado com doador vivo seja bem-sucedido, a medicina precisa equilibrar uma importante equação: o tamanho (peso) do fígado que está sendo utilizado precisa ser suficiente para satisfazer as necessidades metabólicas do receptor e o tamanho (peso) do fígado que fica precisa ser suficiente para as necessidades do doador.

Resumindo: quem doa não pode ficar com pouco e quem recebe não pode receber pouco.

A maior parte dos transplantes intervivos de fígado em adultos é realizado quando o lado direito (maior) do fígado do doador é retirado e transplantado no receptor. Em crianças, geralmente o lado esquerdo do fígado (menor) do doador é utilizado no transplante.

PONTOS-CHAVE

- A grande maioria dos transplantes de fígado em adultos é realizado com doador cadáver.

- A utilização de órgãos de critérios expandidos depende da condição clínica do receptor, da autorização do receptor e do melhor julgamento da equipe transplantadora.

- A experiência da equipe ao decidir a utilização de órgãos de critérios expandidos eleva muito a segurança da utilização do órgão, beneficiando o paciente com redução do tempo de espera em lista.

Medicações do pré-transplante

A doença hepática terminal, que acaba necessitando de um transplante, traz uma série de consequências ao nosso organismo, que tentamos aliviar e/ou controlar através do uso de alguns medicamentos. Os mais comumente utilizados são:
- **Anti-hipertensivos**: são utilizados para controle da pressão venosa do sistema porta, que é o sistema de circulação sanguíneo do aparelho digestivo. Em virtude da doença do fígado há um aumento da pressão nesse sistema, o que pode resultar no surgimento de varizes (veias dilatadas) no esôfago e estômago e o seu consequente sangramento. Exemplo: propranolol.
- **Diuréticos:** medicamentos que ajudam a retirar líquido do corpo, estimulando a excreção de urina. São utilizados para controle da ascite e do inchaço das pernas e pés. Exemplo: espironolactona e furosemida.

- **Medicamentos para controle da encefalopatia:** são utilizados para diminuição dos níveis de amônia no intestino ou para diminuição de sua concentração na corrente sanguínea. Níveis aumentados de amônia resulta da perda de capacidade de "filtro" do fígado, ocasionam encefalopatia hepática. Exemplo: lactulona, L-ornitina L-aspartato (Hepa-Merz®), metronidazol, rifaximina.
- **Antibióticos:** podem ser utilizados para a prevenção ou tratamento de infecção do líquido ascítico. Exemplo: norfloxacino, ciprofloxacino.
- **Bloqueadores de bomba de prótons** (medicações contra úlceras): controlam a produção de ácido no estômago. Exemplo: omeprazol, pantoprazol.
- **Vitaminas:** em virtude da dificuldade na absorção de vitaminas e minerais decorrentes da doença no fígado, frequentemente são utilizados suplementos vitamínicos para a reposição desses fatores. Exemplo: cálcio, vitamina D, vitamina A, vitamina E, vitamina K.

Essas medicações não precisam ser utilizadas em todos os casos, sua necessidade depende da particularidade de cada paciente. **Não utilize medicações sem a expressa recomendação de um médico.**

Não é recomendado o uso de anti-inflamatórios ou medicações que possuam ação no sistema nervoso central. Pacientes que estão em lista de espera para transplante têm em sua maioria um prejuízo da função metabólica e de detoxificação do órgão, o que pode alterar o processamento de diversos medicamentos. Dessa forma, a utilização não supervisionada de medicamentos pode ser bastante prejudicial.

A utilização de ervas, alguns suplementos nutricionais e outros remédios holísticos ou "naturais" são **altamente** desencorajados. Essas substâncias não são reguladas pela agência nacional de vigilância sanitária (ANVISA). É impossível determinar o impacto na saúde de um paciente com doença hepática e tão pouco a interação com as medicações em uso.

Em suas consultas médicas, procure levar sempre a lista dos medicamentos em uso, pois isso aumenta a segurança e eficácia de seu tratamento. Esse hábito permite o ajuste correto da dose dos medicamentos, confirmação de possíveis interações medicamentosas e eventual suspensão de medicamentos não mais necessários.

PONTOS-CHAVE

- Conhecer o nome, dosagem e o efeito esperado das medicações, é importante aumentar seu entendimento da doença.

- Pacientes que apresentam encefalopatia não podem ficar responsáveis pela auto administração das medicações. O ideal é que algum familiar se responsabilize pelo uso correto dos medicamentos.

- Não utilize medicamentos, ervas, suplementos nutricionais ou outros sem o conhecimento médico.

O aguardo na lista de espera

Meses podem se passar desde a listagem do paciente para o transplante e a localização do órgão adequado pela Central de Transplantes. Durante esse tempo, o paciente deve se preparar adequadamente, adotando atitudes positivas para lidar com o estresse da espera, mantendo atividades saudáveis e seguindo as orientações da equipe transplantadora.

Infelizmente, existem mais pessoas esperando um órgão do que o número de fígados doados por ano. O tempo de espera dependerá do tipo sanguíneo e da gravidade de sua doença. Apesar de ser possível ter uma estimativa, uma previsão de quando poderá ocorrer o transplante, **a equipe não consegue prever o tempo exato de espera em lista**, ou seja, quando será realizado o transplante de fígado.

Esse período é estressante, frustrante e até desencorajador, em virtude de tantas incertezas. A espera pode ser de dias ou meses.

Como o posicionamento em lista é por gravidade da doença (MELD), podem existir períodos de maior entrada de pacientes mais graves em lista, outras nem tanto, isso é imprevisível. A doação de órgãos pode também passar por altos e baixos, impactando no número de doadores.

Apesar de refletir a gravidade da doença, o MELD, às vezes, não reflete a sensação de doença vivida pelo paciente. Isso significa que algumas vezes o paciente pode estar debilitado, sentindo-se cansado e o MELD não estar tão "alto". Apesar de parecer contraditório, não procure torcer para o MELD "subir" e assim o transplante chegar antes. Devemos lembrar que um aumento do MELD reflete uma piora da situação global, o que significa aumento do risco de morte em um período mais curto, muitas vezes antes do transplante.

O foco no momento da espera é tentar fazer **tudo o que está ao seu alcance** para chegar ao momento do transplante na melhor condição possível. Nossos hábitos de vida, nossa rotina diária está sob nosso controle, o dia que o órgão chegará, não.

Existem algumas situações que podem resultar na inativação do paciente na lista de espera para transplante como a não-aderência do paciente ao programa de tratamento, não renovação dos exames laboratoriais para cálculo do MELD, surgimento de uma nova doença ou piora da doença hepática, a ponto de incapacitar o paciente para o transplante.

Um novo fígado significa novas responsabilidades, caso você receba a indicação de um transplante e aceite prosseguir com o tratamento, precisará estar comprometido com o processo; é um tipo de comprometimento para toda a vida.

O objetivo antes do transplante é a manutenção da melhor saúde possível e a equipe está comprometida em obter um excelente resultado para o seu tratamento. **Em troca, espera-se que você seja um participante ativo dos cuidados de sua saúde.** Isso significa se alimentar da maneira adequada, praticar atividades físicas, parar de fumar, tomar as medicações conforme prescritas, informar modificações de sua saúde, respeitar os agendamentos de consultas e evitar qualquer tipo de drogas e álcool.

O transplante é uma cirurgia muito séria, e quão melhor sua forma física estiver antes da cirurgia, menos provável que haja complicações. Por esse motivo é encorajada a prática de atividades físicas, perda de peso e parar de fumar.

No geral, a política é de "tolerância zero" em relação a álcool e drogas. De maneira aleatória, testes sanguíneos e de urina podem ser realizados em busca dessas substâncias. A negativa de realização desses testes é considerada como um teste positivo. A equipe de transplante se reserva ao direito de inativar o paciente da lista de transplante nessas situações.

O Sistema Nacional de Transplantes (SNT), entidade governamental responsável pela alocação de órgãos para transplante, mantém uma página aberta na internet que permite o acompanhamento do posicionamento em lista de espera para transplante.

Para acessá-la dirija-se ao seguinte sítio: http://snt.saude.gov.br.

Acesse à Sessão Prontuário do Paciente, selecione o Cadastro Técnico de Fígado. Preencha os dados solicitados. O Registro Geral da Central de Transplantes (RGCT) pode ser obtido junto à equipe transplantadora ou com a Central Estadual de Transplantes.

A disponibilidade dessa consulta é importante para a transparência do processo, entretanto enfatiza-se a necessidade de evitar "consultas repetidas" ao sistema. Conforme frisado anteriormente, não se pode determinar o momento que o transplante irá acontecer. Não estar em primeiro da lista não significa que o transplante não ocorrerá. Esse tipo de atitude pode gerar tensões desnecessárias, levando a perda de foco em questões mais importantes.

PONTOS-CHAVE

- Como não podemos prever o momento exato do transplante, uma atitude positiva, otimista durante a espera é a melhor saída.

- Procure apoio da família e amigos durante esse período, sozinho não é possível sair vitorioso.

- A meta é chegar o quão melhor possível ao momento do transplante, maximizando assim as chances de sucesso.

Como se cuidar durante a espera

Hábitos de vida adequados incluem uma boa alimentação, a prática de atividades físicas e uma boa quantidade de sono.

Com o adoecimento do fígado muitas de suas funções, como o processamento dos alimentos e a detoxificação do organismo, estão prejudicadas. Para tentar minimizar esse prejuízo e diminuir a sensação de cansaço e fraqueza precisamos lançar mão de algumas estratégias.

O fígado serve como uma espécie de depósito de energia em nosso organismo, energia que chamamos de glicogênio. Sempre que o organismo precisa de uma reserva de energia, é do fígado que ele vai atrás primeiro. Com o adoecimento do órgão esse reservatório de energia é exaurido e não é reposto, dessa maneira quando necessitamos de energia, ela não será encontrada no fígado. Quando isso acontece, nosso organismo irá buscar a energia nas proteínas dos músculos, por esse motivo doenças crônicas do fígado resultam em importante perda de massa muscular, fraqueza e cansaço.

Para minimizar esse dano, precisamos não realizar grandes intervalos de jejum, faça de 5-6 refeições diárias. A dieta deve ser rica em carboidratos complexos (55-60% das calorias), baixa em gorduras (25-30% das calorias) e moderada em proteínas (15-20% das calorias). Não esqueça das frutas e vegetais diariamente e uma variedade de grãos, principalmente os integrais, que irão ajudar no funcionamento do intestino.

Alimentos processados industrialmente, embalados para consumo imediato ou enlatados, possuem maior quantidade de gorduras saturadas e colesterol, o que devemos evitar. Além disso, possuem quantidade elevada de sal, um verdadeiro inimigo para quem apresenta uma das complicações mais comuns da cirrose, a ascite.

A ingestão de sódio pode ocasionar retenção de líquido em seu corpo, dificultando o controle da ascite. Sua dieta deve possuir no máximo 2g de sódio (sal) em um dia, o que equivale a 1 colher de café rasa.

Dicas para ajudar a atingir essa meta inclui:
- Nunca adicione sal à comida. Mantenha o saleiro fora da mesa.
- Evite temperos que dizem ser "substitutos" do sal.
- Prepare a comida sem sal ou temperos salgados. Use ervas ou pimentas para substituir o sal.
- Evite comidas compostas evidentemente com sal, como batatas fritas, bolachas salgadas, *pretzels*, pipoca salgada, chips.
- Cuidado com comidas processadas e enlatados, pois contêm grande quantidade de sal.

- Cuidados com alimentos pré-preparados com embalagens de temperos prontos.

Não há necessidade de restrição de proteínas (carnes, peixes, aves) na sua dieta. A restrição traz mais prejuízos do que benefícios. Somente evite o abuso.

A manutenção da melhor forma física possível é um fator importante durante sua espera. Sabemos da dificuldade de realizar atividades físicas quando você se sente fraco, mas essas atividades são prioritárias. Pacientes em melhores condições físicas se recuperam mais rapidamente, com menor número de complicações depois da cirurgia.

Não tenha como objetivo "malhar na academia", isso seria irreal. Caminhadas de 5-10 minutos em ambiente aberto, num ritmo que lhe deixe levemente ofegante, porém ainda com capacidade de falar são recomendadas. Seu objetivo é **realizar caminhadas de trinta minutos pelo menos três vezes na semana.**

Esse nível de atividade é geralmente seguro para pacientes com problemas de saúde. Evite atividades físicas em dias com temperaturas nos extremos (muito quente ou frio). Não pratique atividades físicas após as refeições e suspenda a atividade se sentir tontura, náusea ou falta de ar fora do habitual.

Além dos óbvios benefícios físicos, os benefícios mentais da atividade física são fatores decisivos no sucesso de seu tratamento. Procure envolver sua família nessas atividades. Não tenha dúvida que a sua perseverança será recompensada.

PONTOS-CHAVE

- Comer adequadamente, de maneira diversificada, várias vezes ao dia, é fundamental.

- Manter a ingestão de sal nos níveis recomendados melhora muito a qualidade de vida.

- Mantenha atividade física, isso evita a perda de massa muscular, retarda progressão da doença e auxilia a melhorar a recuperação no pós-transplante.

Acompanhamento ambulatorial na espera

Você será acompanhado de maneira regular por um médico da equipe transplantadora para revisão de sua saúde, prevenção e manejo de muitas das complicações da doença hepática. Caso não possa comparecer a uma consulta, ligue para a secretaria de transplantes.

Caso seja de uma cidade distante, na espera pelo transplante, deve continuar a manter seu acompanhamento com o médico local. Ele deve ser a primeira pessoa a lhe ajudar com problemas repentinos. Seu médico poderá contactar a equipe transplantadora para agendamento de uma consulta em caráter de urgência, se ele achar que seus sintomas requeiram rápida avaliação especializada. Na maior parte dos casos seu médico local pode realizar a assistência.

Essas são coisas que você não pode esquecer no pré-transplante:

- Procurar conhecer o que está acontecendo com você;
- Manter contato com a equipe de transplante;

- Comparecer às consultas médicas;
- Manter tratamento para dependência de drogas/álcool;
- Manter exercícios físicos regulares
- Manter alimentação adequada;
- Notificar o pessoal do suporte administrativo quaisquer mudança de endereço, telefone etc.;
- Manter celular e outros números de contato sempre disponíveis;
- Planejar o seu deslocamento até o hospital quando surgir o órgão;

Entre em contato com a equipe transplantadora na ocasião de alguma dúvida ou necessidade. Após o contato, conforme a necessidade, os enfermeiros ou os médicos do transplante realizarão as orientações pertinentes.

Em casos urgentes, chame o SAMU (192) ou se dirija ao serviço médico mais próximo. Seus familiares poderão avisar os médicos de qualquer serviço de emergência ao entrarem em contato com a equipe transplantadora.

Na eventualidade de algum atendimento médico emergencial fora do âmbito da equipe de transplante, notifique assim que possível o acontecimento.

PONTOS-CHAVE

- Assuma a responsabilidade de seu tratamento, seguir as orientações e tomar as medicações são atitudes que somente você pode realizar.

- Em caso de necessidade, busque socorro no pronto-atendimento mais próximo de sua residência, quando possível notifique a equipe de transplante pelos meios disponibilizados.
- Planeje à sua ida ao hospital quando chegar o tão esperado dia, selecione o transporte, saiba para quem ligar, como será o deslocamento com antecedência.

TRANSPLANTE

O fim da espera

Após o período de espera, finalmente chegará o tão esperado dia. Assim que um doador for identificado, o enfermeiro da equipe de transplantes entrará em contato com você para que se prepare.

Considerando que essa ligação pode acontecer durante qualquer horário (seja dia, noite, fim de semana), é muito importante que a equipe de transplante consiga entrar em contato com você em qualquer lugar que você possa estar (casa, escola, no trabalho, de férias). Forneça os números de telefone de membros de sua família, assim como amigos próximos, para garantir que possa ser localizado imediatamente.

Caso não consigam estabelecer contato com você em tempo hábil, de modo a deixá-lo pronto para a cirurgia, a equipe de transplante **notificará a Central de Transplantes para ofertar o órgão para o próximo paciente em lista**.

Quando acontecer a esperada ligação, tudo deverá acontecer de maneira ágil, porém, sem afobação. A equipe orientará quando deverá se dirigir ao centro transplantador e o hospital onde acontecerá o transplante.

É recomendado que ao aderir à lista de espera pelo órgão, confeccione uma lista dos itens que serão necessários, para que na hora de fazer sua mala nada seja esquecido. Esse momento geralmente tem apelo sentimental, de surpresa, às vezes medo e angústia. Não esqueça de entregar uma lista ao seu familiar com os nomes das pessoas que você deseja que sejam avisadas do transplante.

Não esqueça de levar ao hospital:

- Lista de todas as medicações que está tomando;
- Lista das alergias medicamentosas, se tiver alguma;
- Roupas e itens de higiene pessoal.

Assim que contactado para se deslocar ao hospital, normalmente será solicitado o início de jejum, pois o estômago deve estar vazio ao chegar na sala de cirurgia.

Se o hospital é perto de sua residência, você deve planejar e combinar com alguém para levá-lo ao hospital. Essa pessoa deve estar disponível sempre e de fácil localização por telefone.

Se o hospital for longe de sua casa, o coordenador dos transplantes pode ajudar com os preparativos do transporte. Caso o planejamento envolva transporte pelo município de sua residência, saiba de antemão quem você deve contactar quando precisar, lembre-se que tudo pode acontecer fora de horário comercial.

Simultaneamente ao seu deslocamento ao hospital para o internamento, parte da equipe de transplante realizará a cirurgia de captação do órgão para o transplante. Essa cirurgia – chamada captação dos órgãos – é **quando a viabilidade do órgão para transplante será determinada**.

Cada fígado doador é avaliado através da história clínica, do resultado de exames laboratoriais e da avaliação pelo cirurgião no momento da cirurgia de captação dos órgãos. Somente quando esses inúmeros fatores resultam em uma "equação" favorável ao receptor é que o órgão é utilizado.

Após a retirada do fígado doado, ele é armazenado em uma solução especial e refrigerado a uma temperatura de 4° graus Celsius. O órgão pode ficar armazenado nessas condições por um período máximo de 12 horas, intervalo chamado de tempo de isquemia. Por esse motivo que você deve se deslocar ao hospital logo após o aviso da equipe transplantadora.

É possível que aconteça o cancelamento do transplante se concluído que o órgão não é adequado para o uso. Isso é frustrante, porém parte de um mecanismo de controle de qualidade para que todo o transplante tenha uma maior probabilidade de sucesso.

Você possui o direito de recusar a submissão ao transplante quando receber a ligação. Tal atitude resultará em inativação na lista de espera por parte da equipe transplantadora, até que nova consulta médica seja realizada, para tentativa de elucidação dos motivos da recusa.

PONTOS-CHAVE

- Mantenha-se comunicável durante o processo de espera pelo transplante.
- Planeje antecipadamente como será realizado o deslocamento para o hospital.
- Saiba que a equipe de transplante é treinada para conduzir esse complexo processo e o objetivo último é a máxima segurança para você.

Preparação para a cirurgia

Chegando ao hospital, após o internamento, você será submetido a alguns exames laboratoriais e de imagem, para a certificação final da sua aptidão à cirurgia. Infelizmente, em alguns casos, a cirurgia pode ser cancelada ou postergada, especialmente se identificado algum processo de infecção ativo em seu organismo.

Caso a cirurgia seja postergada, a equipe de transplante pode ajudar a superar o desapontamento. Isso é algo temporário, pois a busca por um novo fígado continuará.

Assim que for reconhecida a viabilidade do órgão para transplante, você será notificado pela enfermagem, que iniciará as etapas finais de preparação.

Como parte da preparação para a cirurgia, seu abdome e peito serão limpos e depilados para prevenção de infecção, você será encaminhado a um banho contendo uma solução degermante, que possui objetivo de diminuir possibilidade de infecções no pós-operatório.

Lembre-se que durante esse período o jejum absoluto deve ser observado.

Durante o período de vossa preparação, a equipe do centro cirúrgico revisará todos os materiais que serão utilizados durante a cirurgia, realizará a desinfecção da sala cirúrgica e assim que todas as etapas estiverem perfeitamente cumpridas, você será levado ao centro cirúrgico.

PONTOS-CHAVE

- Mantenha jejum durante todo o período, só coma ou beba algo sob expressa orientação da enfermagem.
- Exames serão conduzidos de maneira ágil.
- Assim que tudo estiver pronto, você será conduzido ao Centro Cirúrgico.

A cirurgia

Uma vez no Centro Cirúrgico, você conhecerá o médico anestesiologista, responsável pelo seu procedimento anestésico. Você será submetido à anestesia geral durante toda a cirurgia. Uma vez adormecido, os cirurgiões realizarão um corte transversal no meio do seu abdome com prolongamentos para os lados logo abaixo das costelas.

Basicamente o fígado possui uma artéria (hepática), uma veia (porta) e um ducto (biliar) que se localizam na "entrada" do órgão e três veias (hepáticas) que se localizam na saída do órgão. A primeira etapa é a retirada do fígado doente, chamada explante hepático. Essa é uma das etapas mais desafiadoras do transplante, pois a doença do fígado provoca um aumento de toda a pressão do sistema venoso local, o que pode propiciar sangramentos em volume acentuado.

Durante o **explante**, o novo órgão será preparado em uma cirurgia de mesa, submerso em uma solução especial e gelada, ali os vasos sanguíneos serão preparados para as emendas (anastomoses) na cavidade abdominal.

O **implante** se inicia na segunda etapa, com a reconstrução da saída de sangue do novo fígado, que é realizada através da anastomose da veia cava inferior do novo órgão à veia cava inferior do paciente.

A etapa seguinte é a confecção da anastomose da veia porta, responsável pela chegada de todo o sangue que passa pelos nossos intestinos e que deve chegar ao fígado para todos os processos de metabolismo do órgão. A veia porta é um vaso sanguíneo com paredes bem delicadas, finas, sua anastomose deve sempre almejar a perfeição para bons resultados.

Após a reconstrução da drenagem venosa da veia cava inferior e da veia porta, ocorre a liberação dos clamps cirúrgicos que estão ocluindo esses vasos, o que permite o sangue fluir pelo fígado novo. Esse momento é chamado de reperfusão e marca o fim do tempo de isquemia fria, que é o intervalo de tempo que corresponde ao período que o órgão foi retirado, gelado e armazenado na cirurgia do doador.

A reperfusão é um momento crítico do transplante. Nesse momento, observamos como o organismo reage ao surgimento do novo órgão na circulação e observamos os primeiros sinais, se o órgão terá um funcionamento adequado ou não.

Após alguns minutos da reperfusão, inicia-se a reconstrução da artéria hepática. Em um indivíduo adulto, normalmente, ela não tem um calibre maior do que 5-6 mm. Essa anastomose deve ser feita com fios de sutura especiais, muito finos e sob magnificação de 3,5x, visando obter uma maior segurança no procedimento. Logo após essa anastomose, é liberado o fluxo de sangue através dela, completando a reperfusão do fígado.

A última etapa é a reconstrução da via biliar, em sua maioria das vezes através de uma anastomose em que utilizamos um dreno interno para auxiliar o escoamento da bile. Geralmente nessa hora, já se observou a produção da bile pelo novo fígado, o que é um sinal muito bom de funcionamento adequado do órgão.

Após as revisões finais, um dreno (tubo) é posicionado e fica dentro do seu abdome no pós-operatório. O tempo total de procedimento cirúrgico pode variar de 2,5 a 5 horas.

Sua família será orientada a aguardar em uma sala de espera durante o procedimento, conforme a disponibilidade, eles serão notificados do progresso da cirurgia. Um cirurgião da equipe irá conversar com sua família após o término do procedimento.

PONTOS-CHAVE

- O explante é a retirada do fígado doente;
- O implante é a colocação do fígado sadio;
- O esperado é o paciente ter um funcionamento imediato do órgão transplantado.

O pós-operatório

Finalizada a cirurgia, o paciente é encaminhado para a Unidade de Terapia Intensiva (UTI). Uma grande quantidade de atividades acontece nesse local. Somente após a estabilização do paciente é que a família recebe autorização para visita. Esse período geralmente é de 12-24 horas e a enfermagem do transplante notificará à família quando for o momento mais adequado. Esse é um momento delicado, geralmente assustador para você e sua família.

Na UTI, uma série de aparelhos, tubos e sons estarão à sua volta. De maneira geral, todos os pacientes terão como experiência:

- **Sonda na bexiga (sonda vesical):** para controlar o volume de urina produzida pelos seus rins.
- **Sonda no nariz (sonda nasogástrica):** estará dentro de seu estômago, para auxiliar na drenagem do líquido gástrico ou para alimentação;
- **Algum grau de dor e desconforto:** medicações ajudarão a resolver. Certifique-se

de contar as enfermeiras se as medicações estão sendo eficazes.
- **Sonda abdominal (dreno de silicone):** estará posicionada no lado direito de sua barriga.
- **Sonda na garganta (tubo endotraqueal):** posicionado para ajudar na respiração. As enfermeiras lhe ajudarão a se comunicar. A garganta pode ficar com uma coceira ou incômodo alguns dias após a retirada desse tubo.
- **Sonda de acesso à veia (acesso venoso central):** serve para monitorização do funcionamento de seu coração e infusão de medicamentos.
- **Cateteres de monitorização:** estarão conectados para informar sobre vários aspectos de seus dados vitais. Esses dados são vistos em um monitor, que fica posicionado logo acima da sua cabeça. Este monitor pode ser programado com diversos alarmes, de forma a comunicar a equipe de enfermagem a ocorrência de qualquer anormalidade.

Até que você esteja bem acordado e não agitado, poderá ser necessária a restrição dos movimentos de suas mãos, através de cintas de contenção. Esse tipo de procedimento é necessário para sua própria segurança, para que você não retire qualquer dos tubos por acidente.

Frequentemente a fisioterapia solicitará a realização de esforço de tosse, assim como outros movimentos respiratórios, na tentativa de manter seus pulmões limpos. Caso sinta dor na barriga ao tossir, apoie a barriga com um travesseiro antes de tossir. Movimentos repetitivos dos membros inferiores, mobilização do leito, horas sentado na cadeira são todas as etapas que serão estimuladas pela enfermagem e fisioterapia, visando sua recuperação mais acelerada.

Conforme sua recuperação vai progredindo, você perceberá cada vez menos "máquinas" conectadas. O tempo de permanência na UTI varia conforme a recuperação do paciente e geralmente é de 3-4 dias. Quando sua condição estiver estável, você será transferido para a enfermaria do transplante, para continuidade do tratamento.

Na enfermaria de transplantes, unidade especial para pacientes transplantados, sua recuperação tomará novos ares. Exames laboratoriais, medicações e estado nutricional serão monitorados diariamente, numa intensidade menor que na UTI. Entenda o período de enfermaria como uma fase de transição do hospital para a sua casa. É o momento de você e sua família se habituarem aos remédios e cuidados que deverão ser mantidos em seu domicílio.

Você deve atender e seguir as solicitações e conselhos da equipe médica e de enfermagem. Evite ficar ansioso ou irritado. O suporte familiar e de amigos ajudará em sua recuperação.

Após a operação, a equipe médica lhe orientará a retornar a sua dieta habitual assim que possível. Quando isso acontecer, você poderá sentir falta de apetite, náusea, flatulência ou até vômitos. Isso acontece como uma resposta do organismo à cirurgia, mas progressivamente o funcionamento do aparelho digestivo retornará ao normal.

Recomenda-se a redução da quantidade de alimentos nas refeições, realizando pequenos lanches entre elas. Não beba muito líquido antes ou após a refeição. Você receberá orientações de um nutricionista, que o ajudará a planejar sua alimentação no pós-transplante.

Além de se alimentar adequadamente e tomar a medicação nos horários corretos, exercícios leves são fundamentais para a sua recuperação. Nos primeiros dias após a cirurgia, recomendamos que você saia da cama e fique sentado em uma cadeira ou sofá por pelo menos 2 horas todos os dias.

Procure fazer respirações profundas, pois isso auxilia seus pulmões a se expandirem, facilitando a expectoração de qualquer secreção e evitando o acúmulo nos pulmões. A equipe de fisioterapia irá lhe ensinar a exercitar suas pernas, para redução do risco de trombose. Os níveis de exercícios devem ser aumentados progressivamente.

Na maior parte das vezes, a alta da enfermaria ocorre após 7-10 dias da cirurgia, mas você deve permanecer próximo ao hospital por pelo menos mais quatro semanas, para realizar as consultas de acompanhamento. Lembre-se que cada pessoa é diferente na velocidade de recuperação e desenvolvimento de complicações.

PONTOS-CHAVE

- Algum grau de desconforto após o transplante é inevitável. É uma cirurgia de grande porte e requer muitos cuidados intensivos.

- O esperado é diariamente você sentir uma melhora de seu estado geral, comemore cada conquista, cada passo na evolução.
- É fundamental sua participação e da sua família no processo de transição do hospital para o domicílio.

TRANSPLANTE

Complicações do procedimento

Mesmo sendo um tratamento eficaz, o transplante de fígado **não é isento de complicações**. A equipe de transplante constantemente trabalha para evitar esse acontecimento, mas isso nem sempre é possível. Além de tentar evitar, a equipe procura identificar o problema o mais precocemente possível, para facilitar o tratamento. Algumas das principais complicações do procedimento são as seguintes:

- **Hemorragia**: maior risco nas primeiras 48 horas após o transplante. Pode acontecer dentro do abdome ou no trato gastrointestinal.
  * **Sangramento intra-abdominal**: geralmente secundário à coagulopatia (distúrbio na coagulação), hipertensão portal e hemostasia (controle do sangramento) difícil durante a cirurgia. Sangramento mais tardio pode acontecer devido à infecção grave que destrói as anastomoses vasculares. O tratamento

envolve correção de fatores que ajudam na coagulação ou realização de cirurgia.
  * **Sangramento gastrointestinal**: devido às úlceras de estresse, gastrite, duodenite e altas doses de corticoide após a operação. Ocorre mais comumente nos três primeiros meses após a cirurgia. O tratamento pode ser realizado com medicamentos, endoscopia, cateterismo ou cirurgia.
- **Obstrução da via biliar:** problema comum no pós-transplante. Pode ser causado por infecção viral, lesão isquêmica, rejeição persistente e infecção nos ductos biliares. Pode surgir febre, tremores, icterícia (olhos amarelados) e dor abdominal. O tratamento consiste em dilatação por endoscopia, cirurgia ou drenagem percutânea.
- **Vazamento biliar:** causada por cicatrização inadequada da anastomose biliar. Ocasiona febre, dor abdominal, saída de bile pelo dreno abdominal. O tratamento é com radiologia intervencionista ou cirurgia.
- **Trombose ou estenose da artéria hepática:** fatores técnicos e fisiológicos são importantes causas. Sintomas de alteração do estado mental, hipotensão arterial, febre, tremores, icterícia e dor abdominal. O tratamento consiste em reparo cirúrgico se o diagnóstico é precoce e tecnicamente factível. Na maioria das vezes é necessário re-transplante.

- **Trombose da veia porta:** geralmente decorrente de problemas técnicos (tamanho excessivo ou alinhamento inadequado) ou por trombos na veia porta ou por doenças da parede venosa. Pode se apresentar com alteração do funcionamento hepático, do tempo de coagulação, formação repentina de ascite, hipertensão portal e sangramento varicoso. Se o fígado permanecer viável, a revisão cirúrgica pode ser possível. Se a hipertensão portal se tornar um problema, pode-se realizar uma cirurgia de desvio (shunt). Se a função do fígado estiver comprometida, um re-transplante é necessário.
- **Infecção:** o paciente transplantado provavelmente vivenciará uma infecção bacteriana, fúngica ou viral no período pós-transplante. Isso é relacionado à imunossupressão necessária para evitar a rejeição. Os sintomas são de febre, mal-estar e tremores. O tratamento é realizado conforme o local e tipo da infecção.

PONTOS-CHAVE

- Intercorrências após uma cirurgia de transplante podem acontecer;
- Importante é o reconhecimento precoce para o tratamento adequado;

Importância das medicações

Após o transplante, é enfaticamente recomendado seguir as instruções da equipe médica e tomar as medicações nos horários prescritos. **Nunca pare de tomar ou modifique suas medicações, a não ser que ordenado pela equipe de transplante.**

Os medicamentos do transplante são necessários para proteger seu órgão transplantado de ser rejeitado pelo seu organismo. O nosso sistema imune, "exército" que reconhece o que é e o que não é nosso, vai tentar destruir o seu novo órgão e a função dos remédios contra a rejeição é tentar "enfraquecer" esse exército. Esses medicamentos são fundamentais para manter o funcionamento do novo órgão durante muitos anos.

A importância de seguir a correta dosagem e intervalo das medicações é devido ao fato que elas permanecem em seu corpo por um certo intervalo e depois deixam de fazer efeito. A dosagem recomendada do seu medicamento ajuda a manter os níveis sanguíneos da droga de maneira segura e eficiente para evitar a rejeição do órgão. Por esse motivo **é muito importante tomar as medicações nos mesmos horários, todos os dias**. Inicie a rotina de horários logo após o seu transplante.

As medicações podem ter diferentes horários para seu uso, normalmente o padrão de administração é o seguinte:

- Uma vez ao dia: no café da manhã OU jantar.
- Duas vezes ao dia (12/12h): no café da manhã E jantar.
- Três vezes ao dia (8/8h): no café da manhã, no almoço e na janta.
- Quatro vezes ao dia(6/6h): no café da manhã, no almoço, no café da tarde e antes de dormir.

Mantenha as medicações em suas embalagens originais, que contenham o nome, a dosagem e a data de validade. Mantenha as medicações em local seco e protegido da luz.

Normalmente os pacientes têm dificuldade para manter o uso correto dos medicamentos, em virtude da quantidade e do intervalo entre eles. Por esse motivo, anotar e seguir uma rotina é muito importante. Você perceberá que com o passar do tempo a quantidade de medicamentos será reduzida progressivamente.

São várias as maneiras de se lembrar dos medicamentos: criar uma agenda, alarme para despertar no celular, aplicativos *para smartphones*, caixas de pílulas. Encontre o método ideal para atender às suas necessidades.

Programe-se e planeje-se quando sair de sua rotina para não esquecer de seus medicamentos.

Exemplo: possui uma festa de batizado durante a tarde e se nesse horário você tiver que tomar algum medicamento, leve-o consigo. Se você vai viajar, calcule a quantidade de remédios necessários para o tempo que ficará longe de casa, sempre com uma "reserva" de emergência para dois ou três dias. Mantenha suas medicações na bagagem de mão caso viaje de avião.

Caso esqueça de tomar um medicamento, **NÃO** dobre a próxima dose, tome sempre a dosagem recomendada. Anote o dia do esquecimento e avise a falha na próxima consulta. Procure EVITAR que isso aconteça

Regularmente, a equipe de transplante solicitará exames sanguíneos para avaliar a função de seu órgão e para monitorar os níveis dos remédios da rejeição. Esse acompanhamento é importante para nos certificarmos que os níveis dos remédios estão adequados. Caso os níveis estejam baixos pode acontecer rejeição, caso estejam altos, podem ocasionar infecções e muitos efeitos colaterais.

Seus medicamentos de rejeição podem ser de "marca" ou "genéricos", conforme a distribuição pelo Ministério da Saúde. **Não misture remédios genéricos com os de marca**. Caso seu remédio seja modificado para de marca ou vice-versa, mande uma mensagem para sua equipe de transplante.

Os medicamentos da rejeição são distribuídos pelas farmácias especiais dos governos estaduais. Organize-se para buscar os medicamentos em uma data específica de cada mês. Não deixe faltar medicamentos.

Após a alta, o enfermeiro do transplante lhe entregará a receita dos medicamentos, na qual constará o nome dos remédios e a quantidade que você deverá tomar diariamente.

Quando retornar ao hospital, traga sua lista atualizada de medicamentos em uso. Procure saber e conhecer as medicações que você está usando, não delegue completamente a familiares ou cuidadores.

PONTOS-CHAVE

- Mantenha uma lista dos medicamentos e da dosagem na sua bolsa ou carteira;

- Caso esteja apresentando náuseas ou vômitos logo após o uso da medicação, mande mensagem para a equipe de transplantes.

- Se organize para não faltar medicamentos. Mantenha um estoque de medicação para pelo menos duas semanas de tratamento.

- Tome as medicações exatamente como prescritas.

Conheça as medicações

Quando utilizamos medicamentos, objetivamos algum tipo de efeito benéfico ao nosso organismo. Mas para atingirmos esse objetivo precisamos conhecer a maneira correta de utilizar o medicamento, os efeitos esperados e os possíveis efeitos colaterais mais comuns.

Ao conhecermos os efeitos colaterais das medicações devemos ter cuidado para não nos preocuparmos em demasia, pois não significa que todos os efeitos colaterais descritos irão ocorrer. De maneira geral, os medicamentos utilizados no pós-transplante são muito bem tolerados.

Se você vivenciar alguma anormalidade ou desconforto após receber uma nova medicação, avise a equipe de transplante. Por ter sido submetido a um transplante e está utilizando medicações prescritas, espera-se que você não tome nenhum medicamento por conta própria. Não modifique ou descontinue por conta os medicamentos receitados pela equipe de transplantes.

Interações medicamentosas podem acontecer quando múltiplos remédios são utilizados, inclusive com a utilização de chás ou extratos ditos "naturais". Não utilize esse tipo de produto sem autorização do seu médico de transplante.

Tacrolimus (Prograf®)

Como funciona

Utilizado para prevenir/tratar a rejeição. Geralmente tomado em combinação com algum outro imunossupressor. Na maioria das vezes é utilizado durante sua vida inteira.

Como tomar

Os comprimidos são de 1 ou 5 mg. Ele é tomado duas vezes ao dia, antes das refeições (meia-hora).

Monitorização

A equipe de transplantes solicitará exames para verificar a quantidade do medicamento na corrente sanguínea. No dia que realizar a coleta do nível do tacrolimus, não tome a dose da manhã até a coleta do sangue. Seu exame de sangue deve ser realizado cerca de 12 horas após a última dose do tacrolimus ingerida.

Precauções

Tacrolimus pode possuir interações medicamentosas com medicações de uso comum, inclusive algumas compradas sem receita médica. Não use medicações anti-inflamatórias como ibuprofeno, diclofenaco, pois pode ocorrer prejuízo ao funcionamento do rim.

Evite suco de laranja vermelha (também conhecida como laranja-melancia, toranja, jamboa e laranja-romã), pois podem ocorrer alterações na absorção do medicamento.

Evite alimentos gordurosos antes da dosagem de tacrolimus, que podem modificar no resultado dos exames.

Armazene os comprimidos em temperatura ambiente, em local seco e longe de crianças.

Perder a dose do medicamento pode não gerar sinais ou sintomas, mas prejudicam a função do órgão. Avise a equipe transplantadora caso isso aconteça.

Efeitos colaterais

- Aumento dos riscos de infecção;
- Alteração na função dos rins;
- Dor de cabeça, tremor das mãos, convulsões;
- Náusea, diarreia, perda de apetite;
- Aumento níveis de açúcar no sangue, perda de apetite;
- Aumento dos níveis de colesterol no sangue;
- Dificuldade para dormir.

Micofenolato mofetil – MMF (Cellcept®)
Micofenolato de sódio – MYF (Myfortic®)

Como funciona

MMF e MYF são utilizados em conjunto com outros remédios para evitar a rejeição do órgão transplantado. Talvez seja necessário tomá-los para sempre.

Como tomar

MMF – comprimidos de 500 mg.
MYF – comprimidos de 180 ou 360 mg.
Geralmente administrados duas vezes ao dia. Tomar a medicação junto com alimentos pode diminuir sua absorção, tomar em jejum (meia-hora antes das refeições.

Monitorização

Médicos realizam o controle de maneira indireta através de um hemograma, para avaliação dos leucócitos e plaquetas.

Precauções

Caso esteja apresentando náuseas, vômitos ou diarreia, avise a equipe de transplantes, pois pode ser efeito colateral do medicamento.
Cuide com a exposição de sua pele à luz solar. Caso a pele esteja desprotegida, utilize protetor solar.
Pode ocasionar diminuição da eficácia das pílulas anticoncepcionais, consulte o ginecologista para outros métodos de contracepção. O MMF pode prejudicar o desenvolvimento de um bebê, notifique a equipe se está planejando engravidar.
Não abra ou esmague o comprimido. Se o conteúdo do comprimido entrar em contato com a pele ou olhos, lave-os com água em abundância.

Efeitos colaterais

- Náusea, vômito e diarreia.
- Sangramento gastrointestinal.
- Diminuição dos leucócitos e das plaquetas do sangue.

Sirolimo (Rapamune®)
Everolimo (Certican®)

Como funciona

Utilizado para prevenir/tratar a rejeição. Geralmente tomado em combinação com algum outro imunossupressor. Pode ser utilizado durante sua vida inteira.

Como tomar

Sirolimo: Comprimidos de 1 ou 2 mg. Tomado uma ou duas vezes ao dia.

Everolimo: comprimidos de 0,5mg, 1mg ou 2mg. Tomado uma ou duas vezes ao dia.

Monitorização

Dosagem sanguínea dos níveis do medicamento.

Precauções

Contacte a equipe de transplante caso você desenvolva febre, erupção cutânea, dor de garganta ou tremores.

Caso seja diagnosticado algum tipo de câncer, notifique a equipe.

A medicação pode ocasionar atraso na cicatrização de ferimentos. Notifique a equipe de transplante caso você seja submetido a alguma intervenção cirúrgica, pois é necessária a modificação da dose.

Efeitos colaterais

- Prejuízo na cicatrização.
- Aumento da pressão arterial.
- Aumento dos açúcares no sangue.
- Aumento dos triglicerídeos e colesterol.
- Inchaço das pernas, ganho de peso.
- Anemia.
- Diarreia.
- Dores musculares.
- Aumento do risco de infecção e malignidades.

Prednisona

Como funciona

Auxilia na prevenção e tratamento da rejeição do órgão transplantado. Você pode ficar sem essa medicação após um tempo ou pode ser necessário tomá-la para sempre. Isso varia de pessoa para pessoa.

Como tomar

Comprimidos de 5 ou 20mg. É melhor tomar junto com a comida para diminuir o risco de inflamação do estômago.

Seu médico orientará se deve ser tomada uma ou duas vezes ao dia. Se você toma uma vez ao dia, deverá ser pela manhã. Caso esteja tomando duas vezes ao dia, procure tomar a dose da noite 2-3h antes de se deitar, para não atrapalhar o sono.

Monitorização

Não é realizada com exame de sangue. O médico determina a dosagem.

Precauções

O medicamento **NUNCA** pode ser parado de tomar abruptamente. É preciso que sua dosagem seja progressivamente reduzida. Caso apresente dor de estômago, avise seu médico.

A prednisona pode afetar o seu humor, você pode se sentir cheio de energia ou fraco, depressivo.

Cuide com a exposição de sua pele à luz solar. Caso a pele esteja desprotegida, utilize protetor solar.

Efeitos colaterais

- Aumento do risco de infecção.
- Aumento de peso pela retenção de líquido e aumento de apetite.
- Fraqueza muscular.
- Altos níveis de colesterol, açúcar no sangue.
- Úlceras no estômago.
- Dificuldade para cicatrização.
- Acne, pele oleosa.
- Aumento do crescimento de pelos.
- Desmineralização óssea (osteoporose).

- Catarata.
- Glaucoma.

Ácido ursodesoxicólico (Ursacol®)

Como funciona

Aumenta a secreção de bile e diminui o risco de formação de cálculos biliares.

Como tomar

Comprimidos de 150 ou 300 mg. Dose diária de 600-1200mg/dia

Precauções

Avaliar risco x benefício em gestantes e na amamentação.

Efeitos colaterais

Raros.

Nistatina

Como funciona

Prevenção de infecção de fungos.

Como tomar

Suspensão oral. Dose de 5ml quatro vezes ao dia. Deve-se enxaguar a boca e depois engolir o medicamento. Tomar 30 minutos antes das refeições.

Precauções

Contraindicado para gestantes e na amamentação.

Efeitos colaterais

Náuseas, vômitos e diarreia.

Aciclovir

Como funciona

Prevenção de infecção virais.

Como tomar

Comprimidos de 400 mg, tomados 3 vezes ao dia. Duração do tratamento geralmente por 3 meses.

Precauções

Precaução em pacientes com função do rim prejudicada.

Efeitos colaterais

Náuseas, vômitos, dores abdominais e diarreia.

Sulfametoxazol + trimetoprima (Bactrim®)

Como funciona

Prevenção de infecção virais.

Como tomar

Comprimidos de 400/80mg, tomados 3 vezes na semana. Duração do tratamento geralmente por 3 meses.

Precauções

Contraindicado para gestantes e na amamentação.

Efeitos colaterais

Náuseas, vômitos, dores abdominais e diarreia.

Cuidados com a higiene

As atenções de higiene à um paciente transplantado necessitam serem cumpridas à risca, assim seguem cuidados que devem adotar universalmente, porém, devido ao fato do uso de medicações imunossupressoras, alguns cuidados adicionais devem ser observados. Os cuidados mais intensos nos pacientes pós-transplante se concentram nos primeiros 3 meses, porque geralmente é nesse período que a diminuição de nossas defesas naturais, causada pelos medicamentos imunossupressores, é mais intensa.

O banho diário auxilia à manutenção da pele limpa, evitando o acúmulo de bactérias. No pós-operatório recente, quando ainda existem os pontos cirúrgicos, não há necessidade de proteção da ferida da água do banho. É permitido tomar o banho normalmente. Após o banho, seque a ferida com uma toalha. Mantenha sempre a ferida operatória limpa e seca.

Em relação a ferida cirúrgica é comum o vazamento de um líquido amarelado nas primeiras semanas após o transplante, principalmente naqueles pacientes que tinham muita ascite no pós-operatório. Não é necessário passar nenhum tipo de sabonete, spray ou pomada para esse tipo de acontecimento.

Nossas mãos são as maiores fontes de contato com agentes de infecção. Lave-as frequentemente, procure mantê-las longe do rosto e da boca. Lavar as mãos antes e após a troca de curativos.

Recomenda-se o uso de máscaras cirúrgicas pelos 3 primeiros meses após o transplante, ou por períodos maiores, se assim for recomendado pelo médico. O uso de máscara auxilia na prevenção de contato com vírus disseminados pela respiração de outros e nos auxilia a recordar que não devemos tocar em nosso rosto sem que as mãos estejam devidamente limpas. As mãos podem ser limpas com água e sabão ou sabonete. A utilização de álcool gel pode substituir a água e sabão quando essas não estão acessíveis.

Nos três primeiros meses, é de boa norma evitar aglomerações de pessoas, evitar a visita a lugares públicos como cinemas, restaurantes, lojas de departamentos e jogos de futebol. Evite contato com pessoas que estão doentes, como gripe, pneumonia ou outras de transmissão através do contato, como varicela e hepatite A; evite contato físico com eles. Caso sejam membros do mesmo domicílio, evite contato de talheres, objetos de higiene e estar em ambientes pequenos e sem ventilação.

Serviços de jardinagem ou cuidados com animais devem ser evitados durante um período mais prolongado, até 6 meses depois do transplante. A terra, fezes e urina de animais, limpeza de aquários e gaiolas devem ser evitados. Todos os animais, mesmo os domésticos podem possuir micro-organismos que para alguém imunossuprimido pode causar doenças.

Em relação a higiene oral, é importante que você visite seu dentista a cada 6 meses. É comum possuirmos bactérias em nossa boca que podem ser o foco inicial de infecções, principalmente em pacientes com o sistema imunológico enfraquecido, como é o caso do paciente transplantado. Como na população em geral, você pode desenvolver problemas nos dentes, nas gengivas, cáries, úlceras, boca seca e infecções. Alguns desses problemas até podem estar relacionados com os efeitos colaterais de algumas medicações tomadas após o transplante.

Não esqueça de escovar os dentes ao menos três vezes ao dia, associado ao uso de fio dental. Caso precise fazer algum tipo de procedimento odontológico nos dentes ou gengiva, não esqueça de avisar ao seu dentista que você está em uso de medicações imunossupressoras.

Alterações na pele são percebidas com frequência no período inicial do pós-transplante. Manter a pele hidratada com cremes hidratantes uma vez ao dia é adequado, fora isso não é necessário nenhum cuidado especial. No caso de a pele ficar muito seca, diminua o número de lavagens da área afetada para que ela retorne à umidade natural.

A prednisona pode causar acne na face, tórax, ombros e dorso, com a progressiva diminuição da dose da medicação, esse problema tem tendência a melhorar. Caso não melhore, uma avaliação dermatológica pode ser necessária.

Não utilize medicamentos baseados em isotretinoína para a pele sem consulta médica, pois essa medicação aumenta a sensibilidade da pele ao sol quando usada em conjunto com a prednisona. A prednisona afeta a condição do cabelo. É recomendável que não se realize tinturas ou permanentes antes da dosagem da prednisona está menor que 10mg por dia.

Consultas anuais com a especialidade de dermatologia são recomendadas, coloque essa visita anual em sua rotina de acompanhamento médico. Os pacientes transplantados têm maior risco de desenvolverem câncer de pele e de lábio. Como o risco aumenta com o tempo, o paciente obrigatoriamente deve utilizar protetores solares (mínimo fator de proteção 15), evitar exposição ao sol entre as 10 da manhã e 3 da tarde, utilizar boné ou chapéu e utilizar óculos de sol.

Cuidados com a alimentação

O conceito de alimentação saudável deve ser visto como algo que envolve mais do que simplesmente o tipo e a quantidade de alimento que estamos consumindo, devemos incluir a maneira como fazemos a higiene, como a preparamos e de que maneira a consumimos.

Nas primeiras doze semanas após o transplante, alguns cuidados diferenciados devem ser tomados em relação à alimentação do paciente transplantado. Nesse período você poderá sentir maior dificuldade em se alimentar, em virtude da recuperação do organismo da agressão da cirurgia e dos efeitos colaterais das inúmeras medicações que são utilizadas. Entretanto, procure se esforçar para manter os melhores hábitos alimentares.

Não existem segredos na alimentação nesse período, a maior preocupação é em relação a transmissão de algum tipo de infecção em virtude de um processo de higienização ou preparo inadequados. Nesse período inicial, os principais cuidados envolvem a utilização de carnes sempre bem assadas ou cozidas. Vegetais sempre bem lavados e cozidos. As frutas nesse período inicial devem ser preparadas em fervura ou compotas. Não utilize alimentos com lactobacilos vivos, do tipo iogurtes e sorvetes. A água deve ser filtrada ou fervida, não necessariamente mineral. Evitar alimentos com ovos crus em sua composição. Perceba que esses cuidados não diferem muito de um dia-a-dia normal de nossa alimentação. A maior diferença é em relação ao consumo de frutas e verduras ao natural.

Algumas normas devem ser observadas na hora da compra, da preparação, da conservação e do consumo de alimentos. A higienização de frutas, legumes e hortaliças elimina micro-organismos patogênicos e parasitas. Alguns passos devem ser seguidos para a correta higienização desses alimentos:

- Selecionar e retirar as folhas, partes e unidades deterioradas;
- Lavar em água corrente folha-a-folha, frutas e legumes um-a-um;
- Colocar de molho por 15 minutos em água clorada, que é preparada diluindo uma colher de sopa de água sanitária em um litro de água fervida ou filtrada;
- Após o molho, enxaguar em água corrente novamente.
- Manter os alimentos sob refrigeração ou armazenados em locais frescos e ventilados.

Em relação ao tipo de alimento que deve constituir nossa alimentação saudável, devemos pensar que nossa alimentação deve fornecer água, **carboidratos** (fonte de energia), **proteínas** (moléculas que "constroem" nosso organismo), **frutas, legumes e verduras** (fonte de vitaminas e sais minerais), todos são insubstituíveis e indispensáveis ao bom funcionamento do organismo.

As proteínas podem ser de fonte animal ou vegetal e o equilíbrio de ambas as fontes é sempre desejável.

Imagine seu prato dividido em três partes, onde metade deve ser constituído das hortaliças, frutas, legumes e verduras, um terço de carboidratos e o restante de proteínas. Perceba que esse tipo de divisão pode não ser possível de ser realizada em todas as refeições. O importante é tentar memorizar essas proporções recomendadas, para que durante as refeições do dia você possa ir equilibrando a quantidade de cada grupo alimentar ingerido.

Em relação aos legumes e verduras, procure comer três porções deles como parte das refeições, assim como três porções de frutas nas sobremesas e lanches. Valorize os produtos da sua região e os alimentos da estação. As verduras e legumes podem ser consumidos em preparações assadas ou cozidas durante as refeições. Outra sugestão é colocar frutas em preparações salgadas como carnes, peixes, molhos e saladas.

Ao consumir frutas, legumes e verduras lembre-se que a maior parte das vitaminas e minerais se encontra na casca, desta forma, tente consumir sem retirar a casa, ou retirar o mínimo possível é sempre recomendado. Cuide da adequada higienização desses produtos em casa, bem como a sua conservação. Mesmo os alimentos consumidos cozidos devem ser bem lavados antes do preparo.

Ao cozinhar frutas, legumes e verduras procure despender o menor tempo possível e usando pouca quantidade de água, pois algumas vitaminas se perdem com o calor e se diluem na água, além de alterar a textura e o sabor desses alimentos.

O grupo de carboidratos – 25% das suas refeições – é constituído dos grãos, tubérculos e raízes. Exemplos de grãos: o arroz, o trigo e o milho; de tubérculos têm-se as batatas em geral e de raízes, a mandioca e inhame.

Consuma com frequência as raízes e tubérculos tradicionais brasileiros como a mandioca, inhame e a batata-doce. Os alimentos que contém carboidratos quando preparados com pouca gordura ou açúcar são mais saudáveis e ajudam a manter o peso adequado.

As massas e açúcares que fazem parte do grupo de carboidratos, geralmente, são os vilões das refeições inadequadas e grandes aliados do ganho de peso e do desenvolvimento de doenças cardiovasculares. Ao alimentar-se das massas prefira os molhos de ervas ou de tomate, que são muito saborosos e menos calóricos. Preparo cozido ou assado sempre é preferencial às frituras. Pastéis, bolos e biscoitos não precisam ser consumidos diariamente. Prefira as preparações mais simples, com menos cobertura e recheio. Separe esses doces mais elaborados somente para situações especiais, esporádicas.

As proteínas vegetais ou animais devem ser incluídas como o quarto derradeiro de nossa refeição diária. Proteínas vegetais encontramos no feijão, soja, lentilha, grão-de-bico e ervilha. Coma feijão com arroz na proporção de uma parte de feijão para duas partes de arroz, cozidos. Esse prato genuinamente brasileiro é uma combinação completa, boa para sua saúde. A feijoada tradicional contém carnes gordas, toucinho e embutidos que têm alto teor de gordura saturada e de sal, o que não é saudável. Consuma esse tipo de preparação ocasionalmente.

Fontes de proteína vegetal também são encontradas nas sementes oleaginosas, como as castanhas, nozes e amendoim. São excelente fonte de proteína de rápido acesso, podem ser utilizadas junto às saladas ou como lanches-rápidos.

As proteínas de origem animal são encontradas nas carnes, no leite e nos ovos. Procure consumir diariamente uma porção de carne, peixe ou ovos e três porções de leite e derivados. Carne de frango e peixe são ótimas opções com menor teor de gordura. Interessante lembrar que não existem diferenças importantes, nutricionalmente falando, das carnes ditas de "primeira" ou "segunda". As vísceras e miúdos são excelentes fontes de ferro, ajudam na recuperação de anemia e devem ser ingeridos pelo menos uma vez por semana.

A preparação das carnes deve ser realizada com pouco sal, evite uso de temperos prontos, geralmente ricos em sódio. Quando fizer um churrasco, ofereça frango e peixe grelhado, acompanhado de saladas e frutas como opção.

Os ovos são nutritivos, procure prepará-los com pouco óleo ou através de cozimento. Em relação ao leite, prefira os iogurtes desnatados e queijos com pouca gordura.

Além do preparo e da escolha correta de nossos alimentos, cultivarmos hábitos alimentares saudáveis é importante fator na manutenção e melhoria de nossa saúde. A alimentação deve se dar em local apropriado e confortável, para aproveitar o tempo e desfrutar das refeições. Além dos benefícios à saúde, as refeições devem ser consideradas como o centro da convivência social e familiar.

Devemos fazer as três refeições principais por dia, evitando "pular" alguma delas. Entre as principais refeições, procure acrescentar pequenos lanches, preferencialmente frutas frescas ao natural ou em forma de suco. Procure beber muita água entre as refeições. Sempre tenha água em locais de fácil acesso.

PONTOS-CHAVE

- Aprenda a reconhecer a proporção adequada de cada tipo de alimento em sua refeição.

- Valorize a culinária local e as frutas e verduras da estação.

- Certifique-se da correta higienização dos alimentos nos locais de refeição.

- Cultive hábitos alimentares saudáveis no seio familiar.

Atividades físicas

Antes do transplante você acaba perdendo muito da sua força física, em virtude da doença crônica, que faz com que se sinta muito fraco e cansado. Após o transplante, é natural que passe a se sentir melhor e mais disposto à medida que seu organismo vai se recuperando da cirurgia e das complicações que a doença trouxe ao seu organismo.

Após o transplante, a atividade física é essencial para a higiene mental e o bem estar físico. Uma rotina diária de exercícios físicos é essencial para reduzir a fraqueza muscular que geralmente ocorre após um longo período de doença ou confinamento. Os exercícios devem ser progressivos, para evitar lesões em seu organismo.

A atividade física vai proporcionar uma melhora geral da saúde, fazendo você se sentir melhor e ajudando no controle do estresse. Atividades físicas regulares auxiliam na manutenção do peso corporal, prevenção de doenças ósseas e cardiovasculares. Não se preocupe com o tipo de atividade física, melhor alguma do que nenhuma. Caminhar, nadar, pedalar, jogar tênis, yoga, pilates, são inúmeras as opções, escolha a mais agradável para você. Manter-se ativo é a chave para uma vida saudável.

Para chegar em níveis saudáveis de atividade física, o bom-senso é fundamental. Atividades físicas aeróbicas aumentam a frequência cardíaca e respiratória, fazendo você suar. São atividades que auxiliam na redução de risco de doenças do coração e vasculares, câncer e diabetes. Com o suporte dos profissionais de educação física e fisioterapia, exercícios de reforço muscular podem ser adicionados às suas atividades. Esse tipo de exercício queima calorias e fortalece os ossos e sua musculatura.

Inicie suas atividades com uma quantidade e intensidade que você possa aguentar e que seja aprovada pelo seu médico. Enquanto se exercita, você deve ser capaz de conversar normalmente. Conforme sua evolução, vá adicionando minutos de atividade à sua rotina. Seu objetivo deve ser 30 minutos de atividade física diária.

Aproveite o espaço doméstico e espaços públicos próximos a sua casa para se movimentar. Convide os vizinhos e amigos para acompanhá-lo.

Mesmo após meses ou anos do transplante, exercitar-se enquanto está doente (gripe, por exemplo) não é uma boa ideia. Caso, em algum momento de suas atividades, sinta falta de ar, qualquer dor intensa ou dor no peito, você deve parar suas atividades e procurar atendimento profissional.

Com o passar do tempo após o transplante, é natural o ganho de peso, pois o organismo vai voltando ao seu metabolismo normal e o paciente volta a se alimentar de maneira adequada. Mas devemos cuidar para não exagerar. Inúmeros problemas de saúde são associados com o sobrepeso. Uma maneira de calcularmos se estamos dentro ou fora do peso é através do índice de massa corpórea (IMC). Ele é calculado dividindo nosso peso (em kg) pelo quadrado de nossa altura (em metros). Conforme o resultado, o paciente se enquadra nas seguintes categorias:

- 19-25: normal
- 26-30: sobrepeso
- 31-35: obeso
- >35: obeso mórbido

Quanto maior o IMC, maiores os riscos de saúde envolvidos. As principais complicações relacionadas ao IMC elevado são a pressão alta, diabetes e doenças do coração. Seu fígado acaba sofrendo muito também, pois poderá haver infiltração de gordura, a esteatose hepática.

Como você é um paciente transplantado, é muito importante que seu IMC não saia fora do índice considerado normal. Se o seu índice estiver acima de 25, você deve comer menos, se exercitar mais e evitar gorduras e açúcares. Se o IMC estiver acima de 30, medidas mais intensas de controle e perda de peso devem ser adotadas, como alimentação e atividades físicas supervisionadas. Lembre-se que mudanças graduais e sedimentadas do estilo de vida são mais eficazes que dietas miraculosas.

Manutenção de peso é o resultado de uma equação simples, a quantidade de calorias (energia) que você ingere deve ser igual à quantidade que você gasta. Para emagrecer você deve gastar mais do que ingere, isso se obtém limitando a ingestão (cuidando da alimentação) e gastando mais (exercícios físicos).

Atividade sexual e gravidez

Antes do transplante, muitos pacientes perdem a libido (desejo sexual) ou estão incapazes de manter relações sexuais (impotência) devido ao problema de saúde. Após o transplante, esse desejo retorna, independente do sexo do paciente. A atividade sexual é parte importante da vida adulta.

O tempo recomendado para retornar às práticas sexuais geralmente giram em torno de 8 semanas após o procedimento, que é aquele período mais crítico da recuperação. Mas esse período pode variar conforme o paciente estiver se sentindo. Pergunte ao seu médico se já é o momento.

No caso das mulheres, quando acontecer o retorno das atividades sexuais, um método anticoncepcional obrigatoriamente deve ser adotado. Métodos de barreira (camisinha, diafragma) são os mais recomendados. Eles são eficazes para evitar a concepção e servem como proteção à transmissão das doenças sexualmente transmissíveis (DSTs), principalmente AIDS, sífilis, hepatite e herpes.

Lembre-se que os pacientes transplantados são imunossuprimidos, logo mais expostos a contrair esse tipo de doença. A melhor maneira de se proteger da transmissão das DSTs é a prática de sexo seguro. Prática de sexo seguro inclui:
- Relação monogâmica (sexo somente com um parceiro)
- Utilização de camisinha
- Não ter relação sexual com pessoas que tenham ferimentos, corrimentos ou machucados na região genital;
- Evitar sexo anal

Outro método que pode ser utilizado, conforme a determinação de cada equipe transplantadora é a pílula anticoncepcional. Lembre-se que a pílula anticoncepcional ajuda a evitar gravidez, mas **não protege contra a transmissão das DSTs**. A utilização de dispositivo intrauterino (DIU) não é recomendada, pelo risco aumentado de infecção.

A gravidez ou paternidade no período pós-transplante pode ser segura e bem-sucedida, mas depende de uma preparação adequada. No caso da mulher é recomendado no mínimo um ano, sendo o ideal dois anos após o transplante para engravidar. Esse período é necessário para se ter um enxerto de funcionamento "estável", que significa: funções adequadas, nível de imunossupressão estabilizado, boa função dos rins, pressão arterial bem controlada, açúcar do sangue bem controlado e estado geral de saúde recuperado.

Caso você pensa ou deseja engravidar, notifique a equipe de transplante; a preparação para se obter uma gravidez e nascimento com sucesso é fundamental.

Vacinação

Geralmente pacientes adultos já realizaram seu programa de vacinas antes de realizar o transplante. Um paciente transplantado não deve receber vacinas que são compostas de organismos "vivos ou atenuados". Elas contêm pequenas quantidades de vírus "enfraquecidos", o que pode ser muito perigoso para pacientes imunossuprimidos.

Vacinas proibidas: **pólio** (Sabin, vacina do Zé-Gotinha, paralisia infantil), **tríplice viral** (MMR, para sarampo, rubéola e caxumba), **varicela, herpes zoster** e **febre amarela.**

A **vacina da gripe sazonal**, oferecida anualmente em campanha do governo, **pode e deve ser tomada.**

Não tome vacinas sem indicação médica.

Quando entrar em contato com a equipe de transplante

Após o transplante de fígado, é importante a manutenção de contato com a equipe de transplantadora. O pós-transplante é um processo contínuo, onde você e sua família progressivamente se sentirão mais seguros e confiantes. Existem alguns sinais e sintomas que podem ser a luz amarela para algum tipo de problema. O objetivo é nunca deixar chegar à luz vermelha!

Normalmente, as equipes transplantadoras deixam disponibilizados um método de contato. Atualmente, a maioria acontece por mensagens eletrônicas por texto ou voz (WhatsApp®), por mensagem eletrônica (e-mail) ou por telefone. É através desses meios disponibilizados que você deverá entrar em contato.

Caso você apresente algum dos sinais e sintomas listados abaixo, procure contato com a equipe transplantadora.

- Febre (>37,8°C), náuseas, vômitos (mais de um episódio) e diarreia aquosa;
- Incapacidade de tomar as medicações;
- Início de dor súbita;

- Drenagem pela ferida cirúrgica de secreção escurecida e com mau-cheiro ou muito sanguinolenta. Secreção vermelho-amarelada é normal;
- Dores de cabeça fortes que não passam com analgésico simples (paracetamol);
- Internamentos em outros hospitais por qualquer razão;
- Olhos e pele amarelados, urina escura, febre e dor na área do fígado;
- Inchaço repentino do rosto;
- Falta de ar.
- A facilidade de contato é importante para o melhor acompanhamento com sucesso do período pós-transplante, porém use esse recurso com sabedoria e bom-senso. Para questões não urgentes, procure entrar em contato com a equipe no horário comercial. Não são questões urgentes: agendamento de consultas, agendamento de exames, obtenção de receitas médicas, obtenção de declarações ou atestados médicos. Para essas demandas utilize as formas de contato em horário comercial.

EPÍLOGO

É natural do ser humano tentar transferir responsabilidades para outrem, mas esse tipo de transferência não funciona no transplante. Ou o paciente e seu núcleo familiar mais próximo assume as rédeas dos cuidados necessários ou estarão fadados ao fracasso.

O conjunto dessas informações agora repassadas são capazes de mitigar um pouco o sofrimento com todo o processo do transplante, porém só terá resultado se virar convicção, sentimento esse único e exclusivo do paciente.

Costumo dizer aos pacientes que a jornada até o transplante é penosa, não devemos pintar de rosa o que é cinzento. Sofrimentos pessoais e dramas familiares nunca conseguem ser realmente dimensionados por nós da área da saúde. A medicina não consegue dispensar a garantia de sucesso do tratamento, mas a garantia de fazer o melhor possível, baseado no melhor conhecimento e recursos disponíveis, isso sim, é seguir o ditame hipocrático dignamente.

Que o seu transplante possa ser uma nova etapa de sua caminhada e que, ao final dela, o cinza seja substituído pela alvorada. Boa jornada.

www.ingramcontent.com/pod-product-compliance
Lightning Source LLC
Chambersburg PA
CBHW021435210526
45463CB00002B/528